# HAMBRE DE CONTROL

Sylvana Carrasco Gaggero

# HAMBRE DE CONTROL

Aguja Literaria

PRIMERA EDICIÓN
Mayo 2025

Editado por Aguja Literaria
Noruega 6655, dpto. 132
Las Condes - Santiago de Chile
Fono fijo: 56 - 227896753
E-Mail: contacto@agujaliteraria.com
www.agujaliteraria.com
Facebook: Aguja Literaria
Instagram @agujaliteraria

ISBN
9789564091594

Nº INSCRIPCIÓN:
2025-A-3267



TAPAS
Imagen: NaiemAli (Pixabay)
Diseño: Josefina Gaete Silva

# ÍNDICE


Prólogo: ¿Marionetas o marioneteros? ........ 11

¿Por qué un TCA (Trastorno de la Conducta Alimentaria)? ........ 15

Ir por lana y salir trasquilado: el control excesivo ........ 19

TCA: Una condición médica y social. ........ 23

¿Quién, cuándo, dónde? ........ 27

Por favor, que se detenga el tiempo ........ 31

Banquetes y orgullo anoréxico ........ 35

Carencia y exceso: Cuando los opuestos se atraen ........ 39

Mi cuerpo, mi objeto de control. ........ 43

La sanación: ¿qué entiendo por peso saludable? ........ 47

*A todos mis especialistas tratantes, a mis compañeras y compañeros de batalla, a mi familia, a mis amigas, a Diego y a mi Ari.*

# Prólogo: ¿Marionetas o marioneteros?

"Nuestros complejos son la fuente de nuestra debilidad, pero con frecuencia son también la fuente de nuestra fuerza", dijo alguna vez el padre del psicoanálisis, Sigmund Freud.

Creo con firmeza que una parte fundamental del proceso de crecer y convertirse en adulto/a consiste en atravesar experiencias de vida que te violentan y te culpan porque llegas a la conclusión de que tú mismo/a has contribuido a que todo termine así, que tus miedos y tus inseguridades te han conducido por un camino que no ha sido el correcto (aunque, ¿el correcto según quién?).

Muchas personas han sido motivadas por la envidia a cometer acciones de las cuales luego se arrepienten porque terminan perdiendo a alguien o algo.

¿Pero de dónde surge la envidia? Es un fiel reflejo de nuestra propia inseguridad, de sentirnos incapaces, inexactos, incompletos. Nos insegurizamos a tal punto que intentamos aplacar la vivencia de éxito de quienes queremos con una finalidad que no tenemos del todo clara, pero sabemos que no tiene en absoluto que ver con el vínculo que mantenemos con dicha persona, sino más bien con la certeza interna de que jamás llegaremos a vivir un éxito como aquel. Y, por supuesto, si yo no puedo vivirlo, quien está a mi lado tampoco.

El complejo de inseguridad que padeces te conduce a la emoción —la envidia— y esta, a su vez, a la acción para luego transportarte de nuevo a la emoción, la cual ahora es la culpa: "¿Por qué lo hice? ¿Por qué tuve que ser tan envidioso/a? ¿Por qué no pude tragarme mi envidia?". Y continuamos en el bucle de preguntarnos los porqués de una situación que no tiene una explicación única ni, menos aún, una respuesta científica.

Entonces surge la culpa: "Soy la peor persona del mundo", te reprochas y te castigas con las palabras. A veces, incluso, con los actos. Sin embargo, a esta fórmula para nada perfecta hemos olvidado agregar la fuerza de la que nos habla Freud. En efecto, luego de haberlo experimentado personalmente, creo que tras la culpa viene el aprendizaje: nuestro propio paso de autoconocimiento y de reflexión, con el que nos damos cuenta de que somos más fuertes de lo que creíamos (esto, claro, si no has llegado a un punto tal de automachaque que te produzca aún más culpa).

Ni la envidia ni la culpa debiesen ser catalogadas como emociones negativas, partiendo de la premisa de que, de hecho, no existen las emociones negativas como tales, sino sensaciones, algunas más desagradables que otras. La ira, por ejemplo, no es nuestra enemiga solo por existir. Es lo que sentimos con ella y lo que nos lleva a hacer lo que nos parece incómodo y desagradable. Pero de aquí a ser nombrada como negativa, me parece una clasificación precaria y que deja mucho por desear considerando la complejidad del mundo emocional de cada ser humano.

Para mí la ira también nos transporta a un cuestionamiento propio muy interesante. Invita a preguntarnos: "¿Qué quiero que sea diferente?, mejor dicho, ¿qué quisiera cambiar?". Preguntas a las que, a diferencia de las anteriores, sí podemos responder.

El ejemplo de un/a niño/a que no tiene el permiso de su madre para comer un caramelo es muy claro: lo más probable es que el/la infante, si pudiera cambiar algo o hacerlo diferente, lo que haría sería obtener la autorización de la mamá para comer el dulce. Existe un deseo y un obstáculo para satisfacerlo; por ende, existe la rabia. Sin embargo, en la vida en general, y más aún en la transición a la adultez, el proceso de experimentación de las emociones es bastante más complejo y agotador.

Me parece que la frase de Freud es, en palabras más completas y embellecidas, lo que en nuestra lengua cotidiana conocemos como: "Lo que no te mata, te hace más fuerte". Es de común conocimiento que cada experiencia, mediana o totalmente devastadora, si no llega al punto de matarnos (literal o metafóricamente hablando), es entonces una experiencia que nos contribuye a ser personas de mayor fortaleza.

Sin embargo, no creo que esta fortaleza sea forzosamente del tipo resiliente. Es decir, no estoy de acuerdo que las personas de espíritu fuerte sean necesariamente individuos con una gran capacidad emocional y moral para sobrellevar toda clase de tragedias, sino más bien personas con una tremenda habilidad para desarrollar el autoconocimiento. Son sujetos que, tras haber enfrentado el fallecimiento de su mejor amigo (por poner un ejemplo personal), a pesar de haberse desmoronado en varios ámbitos y dimensiones de la vida, han podido luego reflexionar sobre todo lo vivido y, de cada reflexión, extraer una nueva conclusión acerca de sí mismos/as, ya sea sobre quiénes son, quiénes han sido o quiénes desean ser.

Claro está que estas conclusiones no llegan de forma espontánea y repentina, pues no son epifanías, sino que suelen ser construcciones mentales intrínsecas de cada persona, antecedidas por una serie de crisis de fe, crisis de pensamiento, crisis de moral, etc. Aunque lo anterior parezca terrible, no pienso que lo sea, pues hasta la ecuación más exacta de la matemática ha atravesado períodos en que ha sido puesta en duda y sometida a revisión.

Nosotros/as nos ponemos en duda, nosotros/as nos revisamos constantemente. Si no lo hiciéramos, jamás podríamos crecer, pues nunca cuestionaríamos las creencias de mamá y papá para poder construir las propias.

Bueno, hay quienes no pasamos por este proceso durante la etapa más esperable de dicho desarrollo (pubertad y adolescencia), sino que requerimos de más tiempo y de una mayor cantidad (y calidad) de experiencias para hacerlo. Al final, para un destino único, caminos hay muchos, y vivencias también.

## ¿Por qué un TCA (Trastorno de la Conducta Alimentaria)?

La confusión es una emoción que puede generar angustia, incluso miedo. Es un estado que surge a partir de la incertidumbre, el desconocimiento y la sensación de pérdida de control. En la medida en que te percibes a ti mismo/a como la marioneta de una función donde alguien más controla tus acciones, te desconciertas y asustas. Protagonizas una película de la cual ni siquiera tienes el guion.

Esto es lo que yo he vivido y vivo.

Trasladar dicha dificultad al plano alimentario es inmediato, concreto y reactivo; por ello, se concibe como una forma posible de devolver el control a nuestras manos. Cuando te sientes como marioneta, como protagonista de aquella desconocida película de un director que no eres tú, percibes la necesidad de controlar algo… ¡lo que sea!

Lo importante es sentirnos capaces de ejercer el control, de ser controlista (alguien que controla y que no es controlado).

Queremos conducir el vehículo, no que el vehículo nos conduzca. Queremos pasear al perro, no que el perro nos pasee. Queremos ser el marionetista y no la marioneta, guionista y protagonista de nuestra historia.

¿Cómo logramos controlar aspectos de una vida tan frenética e impredecible?

Aquí es cuando, al menos en mi experiencia, aparece la comida. El control que, en apariencia, podemos ejercer sobre la alimentación es:

Inmediato: conseguimos satisfacerlo en el momento mismo en que surge la necesidad de controlar.

Concreto: observamos de forma directa y explícita el objeto de nuestro control, la manera en que lo ejercemos y sus resultados.

Reactivo: provoca una reacción. Es causa (controlar) y efecto (sentirnos plenos y realizados, además de delgados).

Claro está que es una falsa sensación de control, pues, en realidad, no podemos dominar las funciones vitales que lleva a cabo nuestro organismo cuando procesa los nutrientes. Así, aunque creamos estar en control de nuestro peso a través de la reducción en la ingesta de alimentos, lo único que hacemos es complacer a la voz del Señor Control.

Dado que se trata de un falso método de complacencia, no es sostenible en el tiempo y las consecuencias que sufrimos después son, curiosamente, peores que la inquietante idea de no poder ejercer control alguno en este mundo que parece controlarnos.

Recordemos que un Trastorno de la Conducta Alimentaria (TCA) tiene, muchas veces, un componente adictivo que nos lleva a querer bajar cada vez más de peso, incluso cuando hemos alcanzado cifras absolutamente propias de la desnutrición.

En mi opinión, este componente adictivo se debe a la incapacidad de sentirnos permanentemente en control, lo que nos lleva a seguir buscando formas de llenar el vacío provocado por la ausencia de él.

En otras palabras, aunque el primer intento resultó exitoso, no perduró en el tiempo, por lo que escalamos a un segundo intento, luego a un tercero, a un cuarto y así sucesivamente.

Esto podría llegar a traducirse en un círculo vicioso de una pérdida constante y peligrosa de peso.

Como ven, detrás del denominado TCA existe una realidad mental y emocional subyacente que, sea por la necesidad de controlar o por otra necesidad y/o carencia, nos lleva a cometer acciones y desarrollar conductas riesgosas que van mucho más allá del simple "querer o no querer" comer.

# Ir por lana y salir trasquilado: el control excesivo

Si un atracón se define como la ingesta de una cantidad excesiva de comida en un determinado lapso de tiempo, ¿es el atracón un ejemplo de descontrol?

Para responder esta pregunta, creo que debemos desglosar un poco el concepto de "descontrol": *des–* (ausencia de) control. Parece una etimología bastante simple de comprender; sin embargo, el término antes expuesto está formado por una serie de componentes que lo anteceden, lo complementan y otros que derivan de él.

Personalmente, considero que un exceso de control –es decir, una persona hiper controladora– puede desencadenar un efecto contrario, pero igual de desmedido y extremo: un exceso de descontrol.

Sabemos que procurar controlar todas las dimensiones de la vida durante la absoluta duración de esta es insostenible en el tiempo, tanto así que nuestro cuerpo y nuestra mente se ven forzados a decirnos en algún momento: "Basta".

Para efectos de la supervivencia humana, nuestro organismo está diseñado para recibir una cierta cantidad mínima de energía calórica de manera que nos permita satisfacer nuestras funciones vitales.

Por lo tanto, si reiteradamente no le damos al organismo lo que nos está pidiendo, nos reprenderá con un: "Basta", que será igual de desproporcionado (o peor) que la conducta alimentaria restrictiva que venimos sosteniendo.

Para ejemplificar lo anterior de forma sencilla –aunque algo burlesca–, si procuro alimentarme solo con un yogur al día, llegará un momento en que mi cuerpo me pedirá ocho yogures en menos de media hora.

Esto es pasar de un extremo al otro y, en mi experiencia, es una forma primitiva, natural y necesaria que tiene nuestro organismo de defenderse ante situaciones que lo ponen en riesgo.

La desnutrición es claramente una situación de riesgo.

Sin lugar a dudas, esta forma "primitiva, natural y necesaria" (como yo misma he descrito) es, además, desconcertante y abrumadora, pues nos trasladamos del polo hiper controlador al polo hiper descontrolador.

Este razonamiento soy capaz de hacerlo ahora, sentada frente al computador y sin mayor angustia; no obstante, y a pesar de tenerlo muy claro, mi razón no tiene mucho que decir cuando mi polo hiper descontrolador aparece para callar a su mayor enemigo: el exceso de control.

La solución es tan simple de leer como la palabra "mamá", pero tan difícil de aplicar como la ciencia de Einstein: soltar el control.

Pero ¿cómo podemos soltar algo que creemos ni siquiera tener agarrado?

Los sujetos que padecemos el hiper controlismo pensamos constantemente que todavía no tenemos todo bajo control, que aún hay cosas (incluso personas) que podríamos controlar: aquellos cabos sueltos y signos de incertidumbre que deben ser redirigidos… ¡Qué estrés!

Con frecuencia, no logramos identificar que sufrimos de una necesidad exuberante de controlar, pues la vida se encarga de mostrarnos todos los días que no tenemos todo controlado.

Y nosotros, como perfectas víctimas del hiper controlismo, nos encargamos de ahondar en cada aspecto que no hemos podido controlar para así conseguir dominarlo, porque el exceso de control viene acompañado del deseo (implícito o explícito) de dominar.

Si todo pasa por nuestras manos, si todo y todos son nuestros títeres, evidentemente es una señal de que nosotros somos superiores a ellos.

El guion de la película lo construimos nosotros y, solo bajo nuestra autorización, es conocido también por los personajes, creados igualmente por nosotros.

Nosotros (los hiper controladores) somos la película en su esencia y, sin nosotros, la película no existiría.

¿Cuánto más dominio que ese?

Ser dominante, cuando implica cruzar los límites de los demás, deja de ser una cualidad favorecedora y constructiva para nuestra personalidad.

Lamentablemente, muchas veces las personas que tenemos afán por controlar, cruzamos dichos límites en un intento por ejercer control sobre algo que es completamente incierto para nosotros: la vida de otra persona.

# TCA: Una condición médica y social.

Las personas que sufrimos por la excesiva y reiterativa necesidad de control solemos poseer un componente narcisista bastante importante.

En mi caso, al menos, este narcisismo no se manifiesta como el clásico mito de Narciso, aquel personaje mitológico masculino que adoraba y admiraba su reflejo en el agua, sino más bien como una creencia de omnipotencia sumamente difícil de erradicar.

Una persona narcisa es aquella que está completamente convencida de que no puede fallar, de que en su vida no hay lugar para el error.

Por lo tanto, si los desaciertos no son posibles, es entonces una suerte de divinidad, llámese Dios o cualquier otra deidad existente en el imaginario colectivo.

Solo una divinidad con poderes extraterrenales y capacidades celestiales es capaz de encarnar la perfección, y creo tener bastantes evidencias para afirmar que nosotros, los seres humanos, no poseemos dichos poderes ni dichas capacidades.

Sin embargo, aquí estamos, insistiendo aún en que jamás podremos equivocarnos y, si no cometemos errores, entonces somos perfectos, una perfección que nos conduce directamente a la omnipotencia, al todopoderoso.

No obstante, la perfección que supuestamente nos caracteriza no es una simple herencia de familia, sino el resultado de un arduo y doloroso trabajo llamado "mantener todo bajo control".

Si todo está absolutamente controlado, si cada rincón de la vida está bajo nuestra mirada, si cada segundo del reloj avanza en función de nuestro albedrío, entonces podremos alcanzar la perfección.

"Mantener todo bajo control" es un proceso psíquico, emocional y conductual realmente agotador.

Las funciones ejecutivas de nuestro cerebro, incluida en primer lugar la planificación, se activan y utilizan de un modo tan natural y constante como la respiración.

Sin embargo, que sea natural y constante no significa forzosamente que sea amigable e inofensivo.

De hecho, me parece que es todo lo contrario.

Si la vida pudiese medirse con una cinta, yo diría que nuestra máquina cerebral trabaja diariamente en planificar cada milímetro de nuestra jornada.

Cada espacio del día debe quedar completamente cubierto por esta planificación, la cual, por supuesto, no contempla un margen de error (omnipotencia, otra vez).

Aparece entonces una de las emociones más temidas por todos, pero a la vez la más cotidiana y vulgarizada: la ansiedad.

Y todo esto se traduce en una serie de conductas muchas veces tóxicas, pero normalizadas.

Contar calorías (mente), sentir ansiedad previa a la hora de comer (emoción) y restringir alimentos (conducta) fueron algunos de los principales síntomas de mi TCA.

Por esto último, es de gran importancia denominar siempre a tal condición por su nombre y apellido: Trastorno de la Conducta Alimentaria.

La relación de la víctima con la comida que la rodea es una manifestación conductual de un proceso psíquico y emocional definitivamente más complejo que solo pesar alimentos, esconder y/o botar comida, hacer ejercicio compulsivo, separar la comida en el plato, cortar en trozos muy pequeños...

Todas estas son conductas y, por ende, corresponden a lo que en los tratamientos integrales de TCA se conoce como "la punta del iceberg", un iceberg que, bajo el agua, esconde aquel proceso psíquico y emocional tan desconocido para muchos estudiosos, pero tan importante para la persona que lo vive.

Es así como la conducta constituye apenas un solo componente de esta condición, que no es exclusivamente "médica"(desde el punto de vista científico, empírico y clínico), sino también psicosocial.

Me parece que la parte psico la tenemos más abarcada, pero ¿qué hay entonces de lo social?

Somos seres sociales y vivimos en un mundo extremadamente social, en el que, desde tu nacimiento, te relacionas con personas de tu entorno por un mero instinto de supervivencia: el bebé no puede sobrevivir si su madre no lo alimenta.

Esta concepción de "relaciones interpersonales por supervivencia" va cambiando un poco a lo largo del crecimiento, pero no se aleja mucho de lo que es: un instinto.

Necesitamos al otro.

No obstante, así como los demás seres de nuestro entorno nos contribuyen, aportan y enriquecen, en algunas oportunidades esta misma sociedad, vista desde otras dimensiones, nos resta, daña y empobrece moralmente.

Hay teorías del desarrollo humano, como la teoría ecológica de Urie Bronfenbrenner, que apuntan a la existencia de sistemas sociales cuya influencia en el individuo será más o menos directa en función de su relación con estos.

Por ejemplo, la influencia que ejercemos los/as docentes sobre nuestros/as estudiantes es mayor a la que ejerce el presidente del país sobre ellos/as (en términos amplios y generales).

Sin embargo, el hecho de que el presidente sea menos influyente en un/a estudiante que su profesor/a no quita que el proceso de interrelación estudiante-presidente sea igual o aún más complejo.

De alguna u otra forma, y dependiendo, por supuesto, de nuestra propia experiencia de vida, la publicidad y las redes sociales nos afectan para bien o para mal.

Un claro ejemplo de su influencia negativa en las personas es la promoción (aunque posiblemente no la causa) de un Trastorno de la Conducta Alimentaria.

"Sé tu mejor versión" como eslogan, acompañado de imágenes de cuerpos imposibles para publicitar la venta de un producto quema grasas, es un claro ejemplo de lo que suele denominarse como un factor predisponente y/o mantenedor del TCA.

Creo que esta condición psíquica, mental y conductual es una de las condiciones "médicas" más sociales que he vivido y conocido a lo largo de mi existencia.

## ¿Quién, cuándo, dónde?

La necesidad de controlarlo todo es una herencia de nuestros/as antepasados/as.

En la sociedad primitiva, cuando el sistema de alerta del ser humano estaba siempre activado debido a las constantes amenazas (animales hambrientos, fenómenos naturales, etc.), la mente humana aprendió a controlar su entorno como respuesta a su incertidumbre y temor.

El individuo de nuestros orígenes (sea Eva, Adán o el mono) vivía atormentado por las respuestas inciertas o, derechamente, la ausencia de respuestas, lo que le generaba ansiedad, angustia y estrés; sensaciones incómodas que, producto de su incomodidad, dieron origen a un nuevo estado de nuestro sistema nervioso: el control.

Si el ser humano mantenía todo controlado bajo sus parámetros, entonces no habría peligro, pues nada escaparía de su mirada y razón.

Todo estaría dentro de sus pronósticos. Todo saldría bien.

Bajo el razonamiento de un cerebro primitivo, esta lógica funciona.

Sin embargo, uno podría pensar que, con el transcurrir de la evolución, nuestro tan sabio organismo eliminaría de su mente aquellas conexiones neuronales que no le sirven, entre ellas la necesidad de control.

Una vez más, nuestro tan sabio organismo actuó de la única forma en que pudo haberlo hecho: no solo mantuvo, sino que además perfeccionó y complejizó dicha necesidad de controlar.

Nosotros/as, los/as sujetos en cuestión, le demostramos que, lejos de ser un mecanismo de pensamiento y conducta inutilizado, lo necesitamos incluso más que antes.

Seguimos necesitando del control, pues vemos en él una alternativa para gestionar la incertidumbre que nos provoca aquello que desconocemos y la ansiedad que nos causa lo que aún está por ocurrir.

No obstante lo anterior, la necesidad de control excesivo ha sido enlazada también a otras raíces, entre las que encontramos el perfeccionismo y la rigidez mental.

En mi caso, al menos, ambas características siempre han ido de la mano y se han encargado de llevarme hasta varios extremos dañinos e insanos (sin ir más lejos, la anorexia nerviosa).

El perfeccionismo es un modo de pensar, y luego, de actuar, que va relacionado con la premisa de que "todo debe resultar perfecto porque yo soy perfecto/a".

Esto aplica desde algo tan simple como recortar una figura hasta situaciones más complejas de la vida que se vinculan con una idea de triunfo y éxito; ideales que, para ser alcanzados, no dan cabida al error ni al fracaso (omnipotencia, nuevamente).

Por su parte, la rigidez mental nos habla de una carencia de flexibilidad en el pensamiento y, por ende, también en las conductas.

Una persona con esta característica suele repetir las mismas acciones una y otra vez, incluso cuando ha demostrado que no son viables o eficaces para conseguir su objetivo, pues le resulta extremadamente difícil pensar y, en consecuencia, actuar de otra manera.

¿No les parece compleja la hipótesis de tener que ser exitoso/a en la vida sin poder fallar en el camino, pero al mismo tiempo sin considerar otras alternativas a aquella pensada y utilizada previamente?

Es, en términos claros y concisos, una trampa, dado que, para cualquier ser humano, en su condición de mortal e insignificante (a nivel del universo), es imposible alcanzar el éxito en cualquiera de sus dimensiones sin probar diversas estrategias o afiliarse al clásico principio de "ensayo y error".

Cuando se trata de triunfar, somos simples ratitas de laboratorio.

Quizás del laboratorio más complejo que haya existido: la vida en sí misma.

## Por favor, que se detenga el tiempo

Mi experiencia con un TCA, que ha surgido, entre varios factores más, por una necesidad excesiva de control, se ha trasladado al ámbito del desarrollo humano.

La etapa de la niñez es una sola y, tanto desde la biología como desde la psicología, se ha definido por un cierto período de edades que son claramente anteriores a los 20 años.

Sin embargo, la idea de mantener la perfección de la que antes escribí, en el contexto de una "familia perfecta", me llevó a intentar ejercer control sobre el elemento que, tal vez, es el más absoluto e irreversible que existe: el tiempo.

Bajo mi lógica (ahora comprendida gracias al trabajo psicoterapéutico), dado que mi infancia en casa había sido feliz y libre de maldades, si seguía siendo niña, entonces la familia seguiría siendo perfecta y, por ende, yo, en toda mi esencia, seguiría siendo perfecta.

Sin embargo, para lograr lo anterior, se requería una drástica medida: detener el tiempo.

La única forma de mantenerme como niña por el resto de mi vida era frenando el paso del reloj y, como (todavía) no hay ningún ser vivo en la Tierra que tenga la capacidad de hacer esto, entonces tenía que frenarme a mí misma.

Bajo ningún punto de vista podía convertirme en una adolescente o, peor aún, en una mujer adulta.

No podían ensancharse mis caderas, no debía menstruar, no era apropiado para tal objetivo sentir y pensar como "grande", y tampoco era correcto salir del regazo de mamá.

Entonces, lo que quedaba por hacer era dejar de comer.

Si no comía, mi cuerpo se mantendría delgado y pequeño, sin caderas anchas y sin volumen, para poder comprar ropa talla 12; si no comía, no habría un desarrollo hormonal adecuado y, por ende, la menstruación no ocurriría; si no comía, mi cerebro no recibiría los nutrientes necesarios para llevar a cabo los procesos más básicos, como pensar y sentir, por lo cual no experimentaría los deseos de una mujer; si no comía, no podría ser una persona independiente, pues siempre necesitaría de alguien que supervisara mi correcta alimentación, por lo que seguiría siendo una bebé que espera a mamá para ser alimentada con su leche.

Algunos especialistas, incluso, se refieren al TCA como "la enfermedad del no crecer", ya que la evidencia ha demostrado que esta condición socio-médica posee raíces profundamente arraigadas en la percepción negativa y atemorizante del proceso de convertirse en adulto/a.

Por supuesto, más de alguna persona con TCA no se sentirá identificada con lo anterior, lo que no la excluye de ser víctima de un Trastorno de la Conducta Alimentaria.

El fenómeno del miedo a crecer ha repercutido en distintos ámbitos de la sociedad, tanto así que, desde el núcleo médico, se han llegado a crear diagnósticos como el Síndrome de Peter Pan, definido, según el Centro de Área Humana de Madrid (2018), como:

"El conjunto de características que sufre una persona que no sabe o no quiere aceptar las obligaciones propias de la edad adulta, no pudiendo desarrollar los roles (adulto, padre, pareja...) que se esperan según su ciclo vital o desarrollo personal".

En este sentido, hablamos más bien de un trastorno ligado al temor psicosocial del crecimiento.

No obstante, existe otro trastorno de ansiedad que se relaciona igualmente con el miedo a crecer, pero desde el punto de vista de los cambios físicos que esto provoca.

Dicho complejo ha sido denominado gerontofobia.

El psicólogo Juan Armando Corbin explica en su artículo en Psicología y Mente (2017) que:

"Un niño mexicano de 14 años sentía un miedo tan intenso a crecer que tomó medidas extremas para frenar su crecimiento, como restringir su ingesta de alimentos y distorsionar su voz para hablar con un tono más agudo. El pequeño comenzó a sufrir la fobia a los 11 años y, unos años más tarde, fue diagnosticado con gerontofobia."

En lo personal considero que un TCA, o al menos, mi TCA, es la manifestación de una perfecta combinación entre el primer y segundo trastorno.

Sin ánimos de categorizar ni clasificar bajo estándares médicos mis ansiedades y temores, quisiera referirme a mi anorexia nerviosa como el resultado de, entre otros factores, un miedo profundo, mas no irracional, al crecimiento y al traspaso a la edad adulta, tanto desde el punto de vista psicosocial de asumir la adultez como desde la dimensión más corporal y física.

## Banquetes y orgullo anoréxico

¿Alguna vez has sentido que pierdes el control sobre lo que estás comiendo?

¿Te ha pasado que piensas que has ingerido una cantidad "desorbitante" de comida en muy poco tiempo?

Bueno, bienvenido/a a lo que comúnmente se conoce como "atracón".

## Un poco de psicoeducación:

Los atracones tienen su propio trastorno: el trastorno por atracón.

No obstante, cuando una persona le ha prohibido el alimento a su cuerpo de forma prolongada en el tiempo, es absolutamente normal tener episodios de atracón en algún momento de su recuperación nutricional.

Durante muchos meses o, posiblemente, años, le has estado negando a tu organismo la posibilidad de alimentarse, por lo que se mantiene en un estado que llamaremos "de alerta".

Esto implica que, la próxima vez que consumas un alimento que has estado restringiendo, tu cerebro (desnutrido) pensará que aquella es LA oportunidad para comer, pues, dado tu historial alimenticio, es muy probable que esa comida no vuelva a aparecer por bastante tiempo.

Por ende, lo que piensa tu mente es:

"Mejor voy a comer mucho de esto ahora porque no sé si mañana me volverán a alimentar".

Así que, basándome en mi propia experiencia, considero factible y permisible que las personas que estamos en un proceso de recuperación de una anorexia atravesemos por episodios de atracón.

Tal como mencioné algunos capítulos atrás, cuando el control excede su propio límite y genera consecuencias de hiper descontrol, ocurren momentos como los atracones.

Sin embargo, una consecuencia de una conducta excesiva, por más que sea igual o más extrema aún, no tiene por qué ser catalogada como negativa.

Los atracones no son más que "banquetes" que debemos permitirle a nuestro cuerpo.

Tabitha Farrar, una mujer que se recuperó de anorexia siendo adulta, acuña el término "banquete" para referirse a lo que comúnmente se conoce como "atracón"; esto, dada la carga psicológica que conlleva dicho concepto.

En efecto, que te digan que estás teniendo "atracones" no suena alentador, pero si cambiamos esta última palabra por "banquetes", al menos no nos parece tan terrible.

Recordemos que un banquete se define como una "comida celebrada con opulencia"; esto es, con gran riqueza (en términos cuantitativos, principalmente) y abundancia.

¿Has criticado o mirado con desprecio a una persona por asistir a un banquete?

Tener un atracón o banquete es una señal de que estás empezando a recuperarte, tanto nutricional como mentalmente.

Tu cuerpo se nutre en la medida en que te alimentas y, a la vez, comienzan a flexibilizarse las rígidas estructuras mentales que yacen en el interior de tu cerebro.

En simples palabras, empiezas a perder, lentamente, el miedo que tienes sobre algunos —o varios— alimentos.

Desde la otra vereda, nos enorgullecemos enormemente cuando llevamos la restricción alimentaria al extremo.

No nos gusta que los demás nos vean comer "en exceso", pero muchas veces nos encanta que nos observen alimentarnos solo de ensalada o en pequeñas cantidades.

Esto es lo que alguna vez escuché referir como "orgullo anoréxico".

Recuerdo perfectamente cuando, en uno de mis tratamientos, una compañera dijo:

"Antes podía comer poco; en cambio, ahora estoy convertida en una bulímica de mierda".

En efecto, ella sentía vergüenza y culpa de tener atracones y luego purgarse (esto es, cualquier conducta que promueva la eliminación del alimento ingerido, como vomitar o usar laxantes).

Sin embargo, recordaba con orgullo la fase en que restringía severamente su alimentación.

El porqué de esta diferencia de connotaciones radica, a mi parecer, en la sensación de poder absoluto que se experimenta al "controlar" (la comida) o "controlarse" (el acto de comer).

Restringir alimentos demuestra una gran capacidad de control (o al menos eso se cree), mientras que ingerirlos con desenfreno para luego expulsarlos parece todo lo contrario.

## Carencia y exceso: Cuando los opuestos se atraen

A lo largo de los capítulos anteriores ha predominado la idea de una carencia como la "falta de..." y del exceso como "ir más allá de...", ambos conceptos que ahora me gustaría desarrollar.

Desde la perspectiva de Ruth Gaggero, psicóloga clínica y psicoanalista, cuando sentimos la ausencia de un componente material, humano y/o emocional, estamos experimentando una carencia, es decir, la falta de dicho componente.

Carecer de dinero, por ejemplo, es una vivencia concreta, cotidiana y prácticamente un común denominador de la sociedad en general, que se relaciona directamente con la idea que estoy postulando.

Sin embargo, poco se habla sobre la carencia de uno mismo.

"Yo me falto a mí misma".

Este es un pensamiento intrusivo y recurrente que, bajo el disfraz de otras representaciones y los matices de otros colores, aparece frecuentemente en mi mente.

Lo anterior está ligado al perfeccionismo y a la premisa de nunca poder fallar, pues cometer un error es una forma de "faltarse a sí mismo/a".

Si me equivoco, es porque hay algo en mí que no está del todo completo, que me hace falta y, a la vez, el hecho de equivocarme me remite a detener o, directamente, atentar contra mi desarrollo integral, porque al fallar estoy perdiendo algo (inteligencia, dignidad, amor propio, etc.).

Bajo mi experiencia, la restricción de alimentos sigue la misma lógica y el mismo funcionamiento: dejar comida en el plato es, entonces, una manifestación más de tu nivel extremo de autoexigencia y de tu continua demanda de perfeccionismo.

Dejas comida en el plato porque no eres suficiente, porque, según tus estándares y principios, aún no has alcanzado la perfección.

Porque, finalmente, hay una parte de ti que sientes vacía e incompleta, una parte que aún no has logrado satisfacer y te pesa (así como te pesa el cuerpo), pues sabes que esa parte está allí, impidiéndote ser perfecto/a.

Aun así, hay corrientes psicológicas e investigaciones clínicas que interpretan la aparición de un TCA como una manifestación, incluso, una consecuencia del temor a crecer, a madurar, a convertirse en adulto/a.

La hipótesis anterior puede ser igualmente aplicada al concepto de carencia como la "falta de...", ya que hablamos, finalmente, de una falta de experiencias, de conocimientos y de sensaciones que te ubican en la posición de "imposibilitado".

Tú no puedes ser más grande de lo que eres.

Muchas veces hemos escuchado a algunos mayores decirnos:

"Te falta experiencia aún...".

"Hay cosas que todavía no sabes de ser adulto/a...".

"Cuando sientas lo mismo que yo siento...".

Frases que, a corto o largo plazo, nos confirman que no estamos preparados para dar aquel gran paso del que todos hablan: transitar de la niñez a la adolescencia y, posteriormente, de la adolescencia a la adultez.

Es una "falta de..." aquella que tanto nos perturba e incomoda.

Por otro lado, solemos concebir el exceso como el polo opuesto de la carencia, aquel que, por más contrario que sea, resulta una atracción constante para aquella "falta de..." anteriormente descrita.

La Real Academia Española (RAE), en una de sus acepciones, define al exceso como: "Cosa que sale en cualquier línea de los límites de lo ordinario o de lo lícito" (RAE, 2024).

De entrada, me parece curioso que se trate de una "cosa" y no exclusivamente de una persona o de una acción.

En efecto, aunque yo sirva un vaso de agua que sobresale del cristal, se pudiese pensar que me he excedido o, bien, que el contenido del vaso está excedido.

En el primer caso, el exceso hace referencia a una persona (yo) y a una acción (el acto de servir agua), mientras que, en el segundo, hablamos de un objeto (el vaso de cristal) y de un líquido (el agua).

Además, la definición de la RAE nos explica que un exceso es aquella "cosa" en la que se sobrepasan los límites.

Este concepto es controversial para las personas que estamos acostumbradas a controlar.

Nosotras siempre establecemos límites, pero no nos acomoda que los límites sean establecidos desde lo externo.

Nosotras tenemos que fijarlos, pues solo de esta forma tendremos la "cosa" bajo nuestro propio control.

Un límite autoimpuesto es, por ejemplo, la cantidad de comida a ingerir.

Yo misma me he condenado a comer dos rebanadas de pan, por lo que, cuando excedo este límite comiendo dos rebanadas y media, tres o cuatro, aparece el castigo.

Así como la ley nos penaliza si excedemos los límites de lo lícito y así como Dios nos castiga si excedemos los límites de la moral, yo misma me sanciono cuando excedo los límites que me he impuesto con tanto esmero y dedicación.

A partir de una carencia surge un exceso.

Ante la "falta de..." nace la idea y/o el impulso de compensarlo con un "más allá de..." (más allá de dos rebanadas de pan, por ejemplo).

Son dos caras de una misma moneda, dos polos opuestos completamente atraídos el uno por el otro.

## Mi cuerpo, mi objeto de control.

El control excesivo es, a mi parecer, la manifestación de una profunda inseguridad propia.

Cuando quieres tener todo bajo tu control, cuando sientes que solo tú serás capaz de obrar con tanta exactitud, es, lejos de una cualidad de amor propio, un reflejo de la poca seguridad que tienes en ti.

Suena paradójico, pues cualquiera tendería a creer que todos/as los/as sujetos/as que se atribuyen méritos y logros son fanáticos de su propia persona. No obstante, en mi experiencia, esto se ha vivido de manera diferente.

El éxito nunca se ha posicionado como motivo de orgullo personal, sino, al contrario, ha sido la confirmación de que he hecho algo bien, pero lo podría hacer mejor.

Aquí volvemos a la rueda de autoexigencia a la cual me referí en capítulos anteriores.

Ahora bien, partiendo de la premisa de que el control excesivo es un rasgo de la inseguridad propia, esto vendría a posicionarse como un factor antecedente de lo que, en el campo del estudio y el tratamiento de los TCA, se conoce como una "mala relación con el cuerpo".

¿Por qué he tenido un vínculo poco amistoso con mi figura corporal?

Además de encontrar una respuesta en la precaria cultura de salud mental existente en nuestra sociedad, que se encarga de inducirnos a toda costa un trastorno de la conducta alimentaria con su publicidad tóxica y su obsesión por las dietas, hay también un elemento no menor en este complejo esquema: la inseguridad.

Me siento insegura de mi capacidad para razonar, de mis recuerdos, de mis experiencias, de las palabras que escojo para expresarme, de mis sueños, de las emociones que siento cuando interactúo con alguien, de las emociones que siento cuando estoy sola, de mis triunfos, de mis fracasos...

¿Qué tan fácil es comprender, aceptar y verbalizar lo anterior?

Poco y nada. Por lo mismo, "prefiero" materializar mi inseguridad y trasladarla a un plano concreto, tangible y medible: el cuerpo.

Es así como todo lo precedentemente expuesto se reduce a una oración de solo seis palabras:

"Me siento insegura/o de mi cuerpo".

El cuerpo se transforma en mi objeto de control, el cual puedo supervisar, modificar y castigar cada vez que considere necesario, es decir, cada vez que "se salga de la norma" (mi norma).

Además de lo anterior, y sinceramente hablando, mucho más importante está la categorización del cuerpo como vehículo y/o medio de expresión, que surge ante la imposibilidad de comunicar a través de las palabras.

Todas aquellas inseguridades que no logro comprender y, mucho menos, expresar, se convierten en malestares que encuentran su vía de expresión en un "objeto" concreto, tangible y medible (otra vez).

El temor que nos provoca conocer nuestro mundo interior, entenderlo y exponerlo es tan fuerte que "optamos" por utilizar un canal de comunicación bastante menos complejo: el cuerpo.

Es en este punto cuando aparecen las autolesiones, las purgas, la restricción alimentaria, la sobredemanda física, el abuso de sustancias nocivas, entre otros.

El cuerpo está hablando. Está transmitiendo un mensaje que, si no es escuchado y redireccionado, podría acabar en un fatal desenlace de la persona que lo transmite. No por nada, la anorexia nerviosa es una de las enfermedades psiquiátricas más mortales que existen.

## La sanación: ¿qué entiendo por peso saludable?

Recuperarse de un trastorno de la conducta alimentaria es un proceso fluctuante, largo, complejo y agotador. Muchas veces, el primer indicio de que has comenzado a sanarte corresponde a alcanzar un IMC saludable. Cuando tu índice de masa corporal indica que tu cuerpo no está fisiológicamente desnutrido, es el punto en que tu nutricionista (o nutriólogo/a) te informa que has salido de la "zona roja".

Sin embargo, bien sabemos que un número no puede, en ningún caso, determinar el fin de una lucha, así como tampoco el inicio de esta (un IMC bajo, por sí solo, no es indicador suficiente para diagnosticar un TCA).

Es de suma importancia poder superar el estado de desnutrición y salir de aquella "zona roja", pues recordemos que, en la medida en que tu organismo se nutre, tu mente también lo hace. Es decir, un IMC adecuado no solo permite a tu cuerpo funcionar de manera idónea, sino que además permite a tu cerebro procesar la información de su entorno y generar pensamientos al respecto (reflexionar, deducir, concluir, planificar, etc.).

No obstante, no estoy ni siquiera cerca de creer que el "peso saludable" sea exclusivamente el número de la balanza. Más allá de un "peso numérico", existe un "peso emocional", que es aquel que soportamos en nuestros hombros y con el que cargamos constantemente sin darnos cuenta de su presencia. No podemos verlo, no podemos tocarlo ni mucho menos medirlo, pero es real.

Lo que denomino como "peso emocional" corresponde a la carga de lidiar con nuestro propio mundo interior, sin desconocer la interacción de este con el ambiente. Es el peso de las emociones no expresadas, de los recuerdos no tratados, de las pesadillas, de los traumas de infancia, de las relaciones rotas, del dolor de las palabras, de la soledad, de las injusticias, de los sueños no cumplidos, de las pérdidas, de los cambios no aceptados, de los estigmas, de las exigencias, de las comparaciones...

Es un peso desconocido por muchos, aunque sufrido por todos. Si bien el "peso emocional" no se puede colocar en una balanza, cada uno en sí mismo/a puede percibir cuando ha encontrado el equilibrio. No aquel equilibrio de ensueño, idílico, inalcanzable, sino el que nos ayuda a sonreír cuando estamos felices, a gritar cuando estamos enojados y a llorar cuando estamos tristes.

Un equilibrio que no es ajeno al dolor, pero que, cuando lo siente, es capaz de acunarlo. Para mí, este es el verdadero indicio de una sanación, y creo que lo estoy experimentando.

www.ingramcontent.com/pod-product-compliance
Lightning Source LLC
LaVergne TN
LVHW060307051026
849517LV00003B/1011
* 9 7 8 9 5 6 4 0 9 1 5 9 4 *